LODO

Luis Dolhnikoff

LODO

Æ
Ateliê Editorial

Dados Internacionais de Catalogação na Publicação (CIP)
(Câmara Brasileira do Livro, SP, Brasil)

Dolhnikoff, Luis
Lodo / Luis Dolhnikoff. – Cotia, SP: Ateliê
Editorial, 2009.

ISBN 978-85-7480-436-1

1. Poesia brasileira I. Título.

09-05293 CDD-869.91

Índice para catálogo sistemático:
1. Poesia: Literatura brasileira 869.91

ATELIÊ EDITORIAL
Estrada da Aldeia de Carapicuíba, 897
06709-300 – Cotia – SP
Telefax: (11) 4612-9666
www.atelie.com.br
atelie@atelie.com.br

Printed in Brazil 2009
Foi feito depósito legal

Sumário

se esta é a condição de sísifo
conclui então camus
que a questão decisiva
para a filosofia
é o suicídio:
antes de mais nada é preciso
saber se a vida vale assim ser vivida

para a filosofia moral
naturalmente: não para a da linguagem
apesar de a única restante
– mesmo se afinal menos relevante
para a história humana –
para a história das ciências humanas

de qualquer forma
uma questão natimorta

inexistente, além da filosofia
também para a biologia:
não nos suicidamos
por construção

nascidos com cabeça
tronco
membros
e instinto de sobrevivência

muito anterior à consciência
logo, o longo conflito

ante o longo conflito
ou pesadelo sem aurora
da história

animais porém sobrevivem
para que a espécie
sobreviva

a espécie sobrevive
para que a vida

a vida
para que

seja clara a pergunta
obrigatório é acentuá-la

porém perguntar é tão fácil
quanto não responder
aos instintos
quase impossível

nem poderia
ser diferente:
frente à inconsciência
da matéria morta
a vida inconsciente
teria de vir à frente
da vida consciente

vida que, inconsciente
de si e da morte
sobreviveria somente
se munida de mecanismos
inconscientes de sobrevivência

sobrevinda a consciência
veio à vida herdeira
de tais mecanismos

sobrevive-se
apesar dos auschwitze
por vir
se sobreviverá

não que valha necessariamente a pena:
apenas que se a alma
ou a consciência é uma pequena
incorporação recente
ressente-se necessariamente de sê-lo

A verdadeira história de amor, sexo e morte

I

o sexo
troca de material genético
entre dois seres separados
desde sempre
esteve ausente da existência
da maior parte dos seres

seres unicelulares
nascidos por cissiparidade

o organismo original
cessa de existir
não por se extinguir
mas por se dividir
em dois seres iguais
a si

assim dois seres nascem
nenhum falece

não há cadáveres
mas ao revés
o duplicar-se
do animal ancestral

duplo anterior, por sua vez
de um organismo anterior
e assim indefinidamente

e assim indefinidamente
para trás e para frente

II

não havia a cópula
não havia o sexo

não havia a troca
de material genético
mas somente a cópia
e a separação

não havia o sexo
não havia a morte
nem havia o amor

tampouco havia
variação individual
a ser oferecida ao crivo
cruel das circunstâncias

um vento frio
vaga na superfície de um lago
e a temperatura da água cai
vagarosa
como neve no ar da tarde

os seres iguais
vivendo vidas iguais
em morna liquidez
morrem frias mortes iguais

nenhum resiste mais
nenhum vive mais

III

alguns animais
porém, além de se dividir
também podiam se fundir
quando, por exemplo
e necessidade
a comida era escassa

um corpo
come menos que dois

depois
de assim desnascer
voltavam a se desdobrar
e renascer

outras fusões
por razões outras
– o acaso, o erro, a sorte
de unir capacidades
díspares mas viáveis –
deram porém em híbridos
que, redivididos
tinham agora "filhos"
distintos dos "pais"

já não havia mais
pura homogeneidade
nem a antiga eternidade
feita de efemeridades iguais

a morte não nascera ainda
ainda que já estivera concebida

IV

a fusão de animais distintos
não gerou somente híbridos
depois redivididos
mas também comensais
que não se separaram mais

se pararam, porém
de se separar
como fazer
para descender?

preparando e separando
uma parte para ser
separada

(não porque cientes
da necessidade
mas por herdarem
a capacidade de se dividir:
os que a perderam
perderam-se)

célula que não era mais
um ser

unicelular
mas apenas parte
partida e perdida
de um ser multicelular
e híbrido

a origem do filho
deixa para trás
um par de gêmeos:
o pai
e seu cadáver congênito

V

o nascimento
de novos seres
partejara a morte
dos ancestrais

a morte assim nascida
não morreria jamais

não morreria jamais
tampouco
depois de tão pouca variação
toda uma população
cercada pelas circunstâncias

separada
a célula de um organismo híbrido
leva a marca
da *hybris* de origem:
existe
para reimpregnar-se
de hibridismo

para fundir-se
e confundir-se
com outra célula
de outro organismo
e assim re-hibridizada
gerar um animal distinto

VI

o sexo
fusão de material genético
gerou a sobrevivência
e a morte

e a morte
a necessidade de gerar a vida
além de cadáveres

já não se podia mais
viver sem morte
ou sem sexo

por isso o amor ao sexo
o desejo pelo corpo alheio
ao próprio desejo
de quem não deseja
nem não deseja
assim pelo desejo avassalado
ficaria incorporado
ao corpo dos que sobreviveram
à mente dos que sobrevierem

Intermezzo

parado de pé um homem
ao tempo que o fez
se assemelha:
linhas retas
seguindo paralelas
dos pés em que nasce
à cabeça em que morre

os pés do seu tempo
são o seu nascimento
do seu tempo que a morte
em linha reta encabeça

a mulher e seus meandros
não ao tempo
e sua régua seca

mas à água se conforma:
à água que se alonga
em uma onda
se alçando vagarosa
até alcançar a dobra
sinuosa em que retorna
às suas líquidas sombras

VII

nada, porém, elucida o amor

a não ser, talvez, a saudade
da unicidade perdida

o amor
amplia o amor
que sinto por minha vida
para incluir outra vida
que sinto ser outra e minha

outra vida minha
minha outra vida
minha vida outra

a saudade e o medo
da morte antevista
pela consciência da morte

pela consciência da morte
a morte, do sexo nascida
jamais morre

a morte apenas na morte termina

apenas na morte a saudade
da sorte dividida
antes de nascer a dívida
que a vida contraiu da morte

da morte que gerou o amor
e outras ruínas

Drósera

uma boceta aberta
tal uma funda ferida exposta
mostra a carne viva
mole, úmida, cor-de-rosa
que são por dentro

que são por dentro
carne mole, úmida, cor-de-rosa
e meio informe
como a vulva

nada da curva elegante
dos seios
nada da geometria exuberante
da bunda

carne mole, úmida, morna
e algo informe:
entranhas

mas não como as postas
à vista no açougue
a massa gelatinosa
do fígado
o branco ácido
dos rins
o tubo verminoso
do intestino delgado:
algo mais estranho

a massa gelatinosa
do fígado
o branco ácido
dos rins
o tubo verminoso
do intestino delgado
e vivos

cheios de sangue
e inchados de plasma
ali enterram
cheio de sangue
e inchado de plasma
o pau como quem quisera
enterrar a alma

(plantas fazem sexo entre flores
perfumes, pássaros, cores
porque não têm entranhas

elas que se agarram à terra
como agarrar-se à vida eles quiseram:
enterrando nela as suas vísceras

mas a vida é uma brisa

daí enterrarem suas raízes
os finos microvilos do interior dos intestinos
na barriga:
na terra úmida
da própria carne

desse desenraizar-se
desse ferir-se
desse umedecer-se
da água empoçada das veias
é que, exuberante, nasce
a nutrir-se de sombra
e sangue como as outras
de luz e seiva
a rosa negra
do medo

sabem da morte
como plantas sabem do sol)

Os sabedores

beleza, saber, poder sobre a natureza
(a saber: o mal, a dor e a doença)
e justiça (ou seja, a paz e a liberdade)
porém não a piedade
(submissão a certa crença
porque a submissão a ela
é a principal crença paterna)

beleza, saber, poder sobre a natureza
(a saber: o mal, a dor e a doença)
e justiça (ou seja, a paz e a liberdade):
eis os quatro pilares
da grandeza humana

que, se tem quatro pilares
há de ser como certos lares
a um só tempo amplos
e belos como tantos templos:
uma espécie de palácio
se erguendo tenda, onde entrem todos
(daí, também, a exclusão da piedade
que contempla apenas os fiéis
e desconfia, impiedosamente
de todos os demais)

saber: porque sem saber não há justiça
verdade
ou poder sobre a natureza

verdade que há muito existe
mais saber que verdade ou justiça

logo, se sem saber não há justiça
e com saber tão-pouco
ou a justiça independe do saber
ou talvez, como a verdade, não exista:

não possa, humanamente
ser construída

a geometria nos auxilia:
três pés ainda mantêm um plano:
portanto
beleza, saber e poder sobre a natureza:
eis os três pilares
da grandeza humana

ou quase:
pois sem justiça
esse templo, esse palácio
por maior que seja
nunca a todos contempla

beleza, saber e poder sobre a natureza:
eis os três pilares
da grandeza quase-humana

saber: porque sem saber não há poder
sobre a natureza
(ou seja, o mal, a dor e a doença)

beleza: porque sem ela
já manco de justiça
(suprema beleza metafísica)
para que qualquer poder
sobre o mal, a dor e a doença
logo, uma vida mais longa?

beleza que é como o tempo
de santo agostinho:
algo que se sabe o que seja
quando não se tem de defini-lo
mas não se sabe, quando se tenha

beleza que no entanto é em essência
a negação do tempo

pois o tempo é a negação
do que quer que seja

e a beleza uma presença

A negação do tempo

centro vazio da beleza
em torno da qual orbita
a vagina
ao contrário do que a posse
de um nome e de um corpo indica
não existe:
mas a mulher inteira
que, concêntrica
envolve uma parte
– aqui verdadeira –
do corpo masculino
feita sob medida
para ser por ela envolvida

é a mulher inteira
que envolve
porém não todo o homem
é envolto

um modo de estar morto

por querer o homem
ser envolvido pela mulher
mas não querer
deixa-se envolver
e não deixa

por isso essa parte
tão externa ao corpo

por isso essa parte extrema
é a mais interna
na carga de sensibilidade
que carrega

por isso a deixa envolver
e não deixa

deixa e não
deixa e
até o orgasmo
ou a exaustão

pois o homem quer
se deixar envolver
e deixar assim de ser
envolvido pelo mundo

(mundo que o envolve
no ar leve da liberdade
que o mundo envolve
no lodo denso do medo)

porém não quer
deixar de ser

esse estar
submerso no mundo

por isso nada é melhor
do que ser envolvido
não pelo mundo
mas pela mulher
e não ser
ser e

pois a mulher, quando bela
(perdoem as feias o vinicius
mas a beleza é necessária)
é a beleza corporificada
que, concêntrica
envolve uma parte
do corpo masculino
feita sob encomenda
para que assim seja
(amém)
pela beleza envolvida

é a beleza inteira
que envolve
porém não todo o homem
é envolto

resta
uma parte da mente
que traz impressa
a imagem do mundo

não basta portanto a presença
envolvente da beleza

é preciso dissolver a presença
do mundo

por isso o orgasmo:
um adormecer acordado

única maneira
de fundir a fundo
lucidez e leveza

Fisiologia da composição

depois de amar a sua amada
cantada e decantada em versos vários
vai-se o poeta, ainda extasiado
dar outro uso – se bem menos nobre
igualmente necessário –
ao seu velho caralho

vai-se, mas não vai longe:
quer por não querer dela afastar-se
quer por não poder conter
o ardor da necessidade

enfim – e como se não bastasse –
porque é pequeno
o apartamento
logo, muito perto o banheiro

o poeta, então, mija

mijar, função fisiológica
mas cuja tradução sociológica
na sua versão masculina
calcada na posição ereta e na íntima
manipulação do membro exposto
no vigor do jato e no olhar
para o universo
conota o natural arbítrio
com que se pode e se deve
ser viril

o poeta, então, que mija
com a mente e a porta abertas
é um ser viril, posto sensível
e sensível apesar de viril

sabe disso o poeta
e sabe saber, metalinguisticamente

desde que a poesia existe:
pastores agrestes, vis infâmias e ventres só
sabemos muitas mentiras dizer símeis aos fatos
e sabemos, se queremos, dar a ouvir revelações
cantam e contam as musas, portanto
ao agreste hesíodo sob o agreste sol

agreste, viril, sensível
e ventral

assim hesíodo, o poeta ancestral
e assim (ainda que nada agreste
e mesmo se mais sensível
que viril) nosso poeta atual

o poeta, portanto, peida

e há de se envergonhar:
porém não por peidar

pois há algo assaz profundo
que une o aparelho urinário
ao gástrico
de modo que é natural

não é automático
de fato, não é necessário
e não obstante
é bastante habitual

que enquanto se mije
um incontrolável relaxamento
da alma e do esfíncter
leve à simultânea expulsão
de gás

peidar, função fisiológica
mas cuja tradução sociológica
em qualquer dos gêneros
no mundo ocidental ao menos
centrada no som ridículo
no desagradável do cheiro
e em quão animais nos confirma
(enquanto a ideia inversa nos anima)

impõe ser a mais íntima
das manifestações humanas
ou quase

quase, pois é da natureza dos gases
expandir-se (daí as cólicas intestinas)

expandir-se que, ao ar livre
vibra o mesmo ar
cujo vibrar
chamamos som

daí porque palavras são
sim, a mesma vibração
do mesmo ar

mesmo se a vibrar de um modo tal
que façam vibrar a alma

alma que, aliás
é sopro (do latim *anima*)

um sopro particular, é certo,
certo sopro de vida
porém sopro ainda

(daí a velha *inspiração*
poética
ao lado do ainda mais velho
expirar
conotando a morte que vinga)

portanto o que diferencia
o poeta de outros homens
não é ele não peidar
ou seja, só fazer vibrar o ar
pela saída de cima

o que o separa
é a qualidade rarefeita
materializada em densa
substância sonora
do que por ali obra

então se porventura
ou desventura, o ar que sai
da abertura superior
e aí procura
superar a natural baixeza
de que somos todos feitos
pelo mais alto dos feitos
posto que artificial
(fruto, não do artifício
mas da arte e seu ofício)
se esse ar, afinal, se revela
não tão distante daquele
– ainda que metaforicamente –
que no mesmo ser
sai pelo outro orifício
o que se denota
não é um tal homem
ser mau poeta

não mau poeta apenas

pois deixa, é pena
de fato de ser poeta, ou antes
o falso poeta que era
(ou pensara ser)
então se manifesta

eis sua vergonha:
não porque, como outros homens
ser gástrico
alma que é vento
naturalmente exponha
gases e excrementos

porém porque o ar
corpo da palavra
que nada naturalmente expele
não por não ser etéreo
mas, ao inverso
por não ser substancial
jamais se eleve

Nulla dies

um lavador de pratos
lava pratos
todo dia

todo santo dia
um padre predica
se não do púlpito
ao menos na sacristia
da própria cabeça

um médico medica
a semana inteira
e quando precisa
também no fim de semana

mesmo entre artistas
um ator
se não está em cena
está ensaiando
e se não está ensaiando
está em cena
e se não está em cena
ou ensaiando
lamenta não estar

um pintor
quando não pinta
arruma as tintas
esboça um esboço
compra uma tela
ou pensa em vendê-la

por que só poetas
hão de trabalhar apenas
quando lhes dá na telha?

pedreiros
trabalham o dia inteiro:
a menos que falte
dinheiro
tijolos, cimento ou telhas

porque os pratos
devem estar lavados
para a refeição que se aproxima

porque a próxima refeição
é inevitável

porque se a próxima refeição
for desnecessária
será necessário um médico
ou um sacerdote

porque os homens não têm data
para parar de comer

porque os crentes
mesmo quando bem nutridos
ainda assim sentem-se doentes
e querem quem os conforte

e se os descrentes
desconhecem a paz
nem por isso são mais fortes:
por eles o espetáculo
não para

porque enfim nenhum homem
quer viver sem paz
mas também sem casa
aonde voltar depois do circo

já a poesia
é desnecessária:
ou seria
se todos pudessem viver sem paz
mas com pão

poesia é uma falsa paz
feita de palavras

se uma paz
verdadeira como as palavras
inexiste
é ela que lhes faz falta

seja: mas por que não poupar ao mundo
e se não ao mundo, que nada poupa
à delicada polpa do papel
o fardo ou o enfado de tantos poemas
e em seu lugar trabalhar
e retrabalhar
como um sísifo em seu fado
uns poucos, uns mesmos
como quem almeja
a perfeição ou a mais pura beleza?

toda perfeição
é ainda mais falsa que qualquer paz

porque um bom poema
é como um pequeno hefestos:
que mancava nos pés
mas com as mãos
era mais ágil que o vento

um bom poema
é algo de brisa
no ar parado
do medo

e uma tal beleza
não há quem a mereça

O gastrópode

solitário como
uma lesma ia
deixando minha
gosma lírica
os versos que
perdi
não
foram os
que pedi
perdi
versos
diversos
dias iguais etc.
sem encontrar
sinceridade
palavra tão
bela quanto
vazia é
uma panela
repleta onde
falta fome
só a
fome sacia
só a
sede a
chuva que
caía
fechava minha
janela sem
cortinas
que a
chuva ainda
descortina
enquanto braços
baços de
luz mais

uma vez
abrem as
cortinas da
madrugada
nada
because
no rádio toca
uma música estúpida
because my heart
pulsa em português
porque o
mundo é
mudo a
alma calada

Noite e névoa

I

o medonho do mundo
há de ser que o destino de tudo
é não ser

ser é somente
o destino de algo

algo haverá
de que o tudo de agora
seja a semente

mas não haverá tudo
e principalmente
tudo não haverá:
tudo que agora há

estivera deus ainda presente
o futuro
seria o renascer de tudo

tudo existiria
menos a miséria
de tudo existir
para se extinguir

II

o mar do norte
bate forte contra os diques
que inventaram a holanda

a holanda é uma crença
a que os holandeses, desde criança
dedicam-se

de pé sobre a planície
olham o mar
que bate forte contra os diques
enquanto o vento que vem do mar
os envolve

a holanda não resistirá

não resistirá tampouco o mar

algo haverá
onde antes a holanda
(antes o mar)

algo haverá:
mas nada restará
de tudo que há

III

em tudo que há
nada restou
do que antes restara

as praias de cartago
seus portos
e seus portões
talvez sejam a tunísia
mas cartago com certeza não

com certeza a tunísia
será cartago amanhã

não a cartago de outrora
porém a que é agora

IV

algo existe
e isso é tudo

não existe quase tudo
e isso é triste

(por isso maiakóvski
um crente desesperançado, disse:
"é preciso arrancar alegria ao futuro")

tudo que existe
é o que existe

tudo que existir
não é tudo

não ser tudo
que é tudo que existe

V

o que existe, porém
é o pó de ontem
que antes era tudo

tudo que era antes
de tudo existir agora

de tudo que existia
não restou nada
por isso tudo que agora existe
não antes

VI

o sol que iluminou heráclito
e seu rio
não emite hoje os mesmos raios:
ninguém imerge duas vezes na mesma luz
seja do sol
ou do sol artificial
de uma lâmpada:
por isso a lâmpada do sol
(e o sol frio de cada estrela)
como um relâmpago

no meio da noite
logo se apagará

no meio da

noite dobrada

Noite, noites

o que você faz
quando a morte vem?

quando a noite vem
e a morte não parte?

quando o dia chega
e a morte não parte?

quando o dia chega
se a morte não parte?

o que você faz
enquanto a morte não vem?

enquanto a morte não vem
a morte não parte

seu coração bate
contra você

contra a grade
branca das costelas

contra a parede
cinza dos dias

mas a noite
sua seca água sombria

se aproxima
e o cerca

sua morte íntima
não mais estará sozinha

ainda mais estará sozinha
pois a noite não ultrapassa

a parede opaca
da carne

sua noite interna
sua negra névoa fria

o que você faz
quando chega o dia?

quando chega o dia
se a morte não parte?

se a morte não parte
o que você faz?

seu coração bate
contra você

contra a grade
morta das costelas

a parede fria
dos dias

Sem fuga da morte

encostada aos *poemas* de celan
a *morte a crédito* de céline

francesa e antissemita
a escolta agora da obra

do poeta judeu que nasceu romeno
por mera obra da ordem

alfabética em português:
dele que se alfabetizara

na doce ordem alemã
de sua língua materna

cujas palavras, da boca materna
lhe tocavam como um beijo

o beijo da morte não lhe tocou
sentir, da morte que sabe ser gentil

morte que foi mestre da alemanha
que à morte ensinou ser só brutal

a morte brutal tocou-lhe entre os gentios
como o gado em meio a espinhos

na dura ordem alemã
cujas palavras, à boca muda da morte

a boca materna emudeceram:
a boca mais terna em dura cera

desfeita, desfeitas as palavras
em vapor ácido a vazar os tímpanos

as palavras da morte, mestre muda
que a alemanha alfabetizara

a alemanha é a mãe adotiva da morte
que fala agora a língua materna

que fala agora a língua materna
pela náusea de seu hálito acentuada?

leite negro da aurora nós bebemos à noite
o sangue e o sonho que no sangue estava

a morte é um mestre que da alemanha
vem ensinar minha língua materna

qualquer palavra que diga
reafirma a podridão

a sempre ecoar a morte
a sempre evocar a morte

colada aos *poemas* de celan
a *morte a crédito* de céline

De pé sobre a planície

há vida em toda parte

e a vida em tudo parte:
e no que parte, a morte
e em tudo que se parte
e em cada parte, a morte

há morte em toda parte

um dia acreditou-se
que a vida venceria
a dor de ser a morte
na morte dessa morte:
na vinda do messias
que a todos salvaria
de si salvando a vida

fim da carnificina
nascer da própria vida

mas a geologia
sabe que a vida morre
há mais de três bilhões
de anos e cadáveres

o messias é a tarde
de um longo dia enfermo
quando enfim cede a febre

mas se foi muito longa
quando a febre enfim cede
sobra só muita sede
que à noite se prolonga:
a noite não acalma
a sede desse medo

mas não é noite, é dia
que o messias adia
alguém ainda diria

sim: que adia demais

a morte, eis o messias
disse bashevis singer
porque é ela que chega
porque é ela que salva
desta vida, que é a morte
(e para que viria
se depois de auschwitz?)

é pela espécie, então
a espécie que é a vida
que morre cada espécime?

a formiga não vive
se não vive, não morre:
só vive o formigueiro
e a morte da formiga
não pode ser um crime

mas a biologia
sabe que espécies morrem:
que toda espécie morre

se toda espécie morre
por que as espécies vivem?

e que espécie de vida
é uma vida de espécies
sucessivas de mortes?

tennyson acreditou
em nossa redenção
(mesmo se parcial)
pelo que é superior
à própria morte em nós

não, não aquele amor
que se cria imortal
porque assim se queria

e que assim se queria
por sabê-lo mortal

mas a sabedoria
feita de consciência
da ciência da dor
e de conhecimento
que enquanto dura a vida
e enquanto a dura morte
faz da vida o contrário
sempre e sempre crescente
enfim transcenderia
a vida dessa morte

mas quanto mais sabemos
mais sabemos que a morte
é tudo o que sabemos:
o resto é acaso, sorte
caos, efeitos sem causa
e a certeza da morte

dessa morte que move
o sol e outras estrelas
que afinal também morrem:
novas cosmologias
descobrem novas mortes

então por quê? por que
se tudo é mortandade
a vida em toda parte?

para haver a poesia?

mas a tabacaria
que sempre existe perto
da mais mansa mansarda
onde um poeta arda
sua completa perda
da mínima certeza
(menos quanto ao comércio:
se não o de tabaco
e não o da poesia
entre esta vida e a morte
que é sempre renovado

por quem vive morrendo)
essa tabacaria
com placa em que anuncia
a língua do país
e a da sua poesia
um dia perderá
a placa, a freguesia
sua língua e seu país:
se perderá depois
o pequeno planeta
como o número dois
que colonizaremos

mas para quê? por que
se tudo é mortandade
levar a vida a marte
e ali fundar a morte?

lá não há morte, ainda
porque ali não há vida:
há só marte, e mais nada

vivermos, para que
o universo se veja
e então possa morrer

porém temos ciência
de sermos só os filhos
da pura contingência

a história biológica
tampouco é teleológica
e como as utopias
que enfim também morreram
nunca teve objetivo

de culminar a vida
em nossa grande glória
pois que jamais culmina

(certas formas complexas
de peixes, por exemplo
contendo todos plexos
neurais e todos membros

de uma espécie moderna
têm como descendentes
mesmo se eventualmente
formas que vêm sem dentes
e também nadadeiras
tratando de viver
parasitariamente
agarradas ao ventre
de outra espécie de peixe)

(porém não somos peixes:
por isso as mutações
que nos fazem anões
míopes, downs ou albinos
mas não agarrar ventres
– não depois de nascidos)

então por quê? por que
se tudo é mortandade
a vida em toda parte?

há vida em toda parte

e a vida em tudo parte:
e no que parte, a morte
e em tudo que se parte
e em cada parte, a morte

há morte em toda parte

e porque em toda parte
há morte, em toda parte
há morte, não em alguma
coisa nenhuma, como
– por exemplo ou angústia –
a sombra de um porquê

A matéria da alma

por que existe a dor
(não a dor incompreensível da injustiça
compreensível em sua condição política)
pergunta-se numas férias da infância
e responde-se em aulas de medicina:
a dor
é um localizador

pois a dor localiza
uma agressão em curso
(como a da pressão da porta
contra o dedo
que sem a dor não se nota
assim como não se notara
estar com o dedo no lugar errado)
ou o curso de uma agressão passada
certo lugar do corpo que precisa
de descanso e cuidado

sem a dor se destruiria
o corpo em pouco tempo

por isso a dor é imperativa:
não há opção nem tempo

como a água e a comida
a dor é condição necessária
à sobrevivência

a comida e a água
como constante presença
a dor como ausência presente

mas se não se localiza a dor
que deveras se sente
pois a dor não se localiza

no corpo, porém na alma
que lugar, que ferimento
qual cuidado, qual descanso
a dor designa?

a dor na alma
aponta o lugar da alma:
o não-lugar do corpo
que não permite cuidado
ou descanso

animais têm dor no corpo
que descansam e cuidam
mas não na alma

mas não por falta
da alma que tivéramos
se deveras os filhos
do próprio deus:
porque teríamos, então
a alma, mas a dor não

animais não se cansam ou cuidam
além do necessário:
perigo, alimento
proteção ou cansaço

a alma é o exaustivo
cuidar constante
que subjuga
como uma dor sem cura

sem a alma se destruiria
a dor em pouco tempo

a alma é o não destruir
jamais a dor por inteiro

isso, ou o silêncio

A matéria e a alma

matéria e forma, o corpo
forma e matéria quer

(não querer nada
é para quem
querer não pode:
ou porque morto
ou porque nada)

o corpo feito
de matéria, forma e querer

a densidade
da matéria
(mas não a forma
de querer)
varia com a forma de vida:
de mais vazios
e maiores
a da mulher
do homem

(então menos leve:
distinta a gravidade
da matéria viva)

forma de matéria
mais rarefeita
à matéria sem forma
– o desejo, a dor –
que todo animal suporta
a forma sem matéria
– o pensamento, a ideia –
incorpora

(e o amor
ideia que se crê matéria)

o vazio maior:
a falta
do que não seja forma
matéria, querer, ideia, dor
– ânsia pela plenitude
do nada –
de que se ocupa
e a densidade compacta
de outros animais não comporta

Pequena introdução a uma grande ética

I

a vida superior
em complexidade
não em superioridade
é matéria com dor

seja um castor
um homem, uma formiga
mas não se for
uma margarida

calma arvorada em fibra e folhas
nenhum vegetal desfolha
um só neurônio
quanto mais um sistema nervoso

portanto a vida
não é matéria com dor
(se não se for um castor
um homem, uma formiga)

II

o castor, assim
e o menor beija-flor
e a larva da mosca
e a mosca do ninho

e a mulher do vizinho
e o velho sozinho
e o garoto inoportuno
que meu cão mordeu

mas que não morreu
porque a vacina

que o cão tomara
o fez um matador de germes

(tomara, a mãe me disse
pondo as duas mãos
nos ombros do menino
– que então ainda geme –

mas nenhuma fé
na minha palavra
na eficácia da vacina
ou da veterinária)

a vida superior
em complexidade
não em superioridade
é matéria com dor

porém não a bactéria
nem o vírus
que fazem a todos
de ninhos

vírus não têm vida
nem morte
bactérias morte
nem dor

não têm dor
porque não têm sentidos
morte não têm
porque não morrem

não morrem porque
não envelhecem
não envelhecem
porque se dividem

e ao dividir-se
antes da velhice
e da morte
renascem

(germes só morrem
por acaso, de repente

não de infarto
ou derrame)

a vida superior
em complexidade
não em superioridade
é matéria com dor

resta
poupar a dor
quando possível
para assim poupar a vida

ou compensar
a vida perdida
pela dor ganha
pela dor ganha

Aproximação à dor

não há dor
na palavra *dor*

a dor está
aquém da palavra

não há flor
na palavra *flor*
mas não importa

há flores além da porta
ou ao menos a esperança
de que haja

flores além da palavra

a palavra *flor*
serve para comunicar a flor
a quem não é
a flor ou quem dela fala

a incorporá-la
flor quase
por essa palavra
que do que se fala não faz parte

a palavra *flor*
doa a flor, que é alheia
aos que falam da flor

porém para que serve a palavra *dor*?

a dor não existe
senão em quem fala

mas em quem fala
a dor não é algo que exista

como um dente
(flor óssea)
porém algo que existe
como o que não existe
certa ideia
flor etérea
que palavras não podem colher

a palavra *dor*
não serve para comunicar a dor
a quem não é
a dor ou quem dela fala

quem é a dor
porque tem a dor
entranhada na carne
não pode dela separar-se
logo externá-la
pela palavra
que de quem fala não faz parte

a dor que é a dor
não é um som nem se grafa

tampouco a flor:
mas a flor está
onde a palavra a colhe

a dor não está
flor incorpórea
onde o corpo a acolhe
mas na ciência da dor

(e em cada
palavra
efêmera
flor da fala)

A ciência da dor

ao acordar
para acordar com fazer
o que se há de fazer
senão escafeder
do quarto, defecar
descer um café
vazio de toda fé

às vezes
uma novalgina
para uma pequena dor
de cabeça
outra na vagina
para uma grande dor
na alma
o amor ou nada

fumaça
sai dos meus pulmões e passa

onde há
o que for
(o que se esgarça)
há dor

a dor
o que não se esfumaça

o tempo uma dor que não passa

Cronoalgia

a dor melhora
com o tempo
muito embora
com a dor
melhore a memória

melhora a memória
com a dor
piora
com o tempo
a dor melhora
a memória

muito embora
a dor melhore
a memória
e o tempo a dor
piora, o tempo
a memória
que a dor
(que assim piora)
melhora

importa saber se a piora
da memória
pelo tempo
supera a melhora da memória
pela dor

(se a melhora
de uma dor
com o tempo
é maior
que a melhora da memória
pela dor)

se a melhora
da memória
pela dor
é maior
que a piora da memória
pelo tempo
a memória
dessa dor dura

A matéria da dor

uma cárie
que adentra o dente
como a pequena cunha
do acento agudo
fere o branco sobre o *a*
e seu tom igualmente agudo
a membrana branca do silêncio
uma cárie
como ácido no mármore
é a dor penetrando a carne
a dor transformada em coisa
ou quase

pois a cárie
não é o oco, a cavidade
a corrosão que expõe a polpa:
a cárie
é a dor compacta
que ocupa o lugar do que falta

que ocupa o lugar do que falta
porque a dor, carne metafísica
vida em que não há mais carne
dá corpo à alma

no que não há mais carne
mas ainda há vida
é a dor, então, que vive
dor que nos materializa

daí a "dor *fantasma*"
dos membros amputados

pois tal dor é a alma exposta
daquela carne agora morta

dor que vivifica
osso do osso
a carne viva

por isso o osso é duro
e oco:
duro, não para sustentar a carne mole
mas para proteger
a dor vítrea

oco, não para ser leve
posto que duro
mas para poder levá-la
algodoada na medula

morta a carne
como a cárie expõe a polpa
a morte expõe a dor

Cômporo

se a um dente
se incorpora o oco
a cavidade
o *o* de uma cárie
torna-se doente

torna-se doente
a carne
em que o dente da doença
crava-se
aberta em sua integridade

aberta em sua integridade
a carne incorpora
do mundo o que é
para manter-se o que não o seja

para manter-se não o que seja
mas o que fora

mas o que fora
esteja deve, em parte
introjetar-se
pois tudo que é desfaz-se

manter-se
então, não é manter-se
ou não se desfazer
mas refazer-se

mas refazer-se
viver é cariar-se
do que não se é
viver que é se obturar

a cárie que o dente de tudo
na carne doente cava

Fisiologia da decomposição

como a palavra *câncer*
– extirpada a metástase do *c* –
é *carne* (*câner*)
um pouco fora de ordem
câncer é carne
um pouco fora de ordem

(e como o câncer arrasta
a sombra de uma tristeza pesada
a palavra *câncer* carrega
a sombra circunspecta
de um circunflexo)

até aqui tudo certo:
câncer, como seu nome
é carne um pouco fora de ordem

pois se muito fora
as células de um câncer
não poderiam viver

se nada
não seriam carne
desordenada
mas carne somente

daí a semente
de todo câncer
ser necessariamente
uma célula qualquer
de um corpo
que se altera
um pouco
e pouco
a pouco
passa a proliferar

sendo carne ainda
deve crescer
e se multiplicar

distinta
mas não distante
da que a originara
está
e não está
a ela integrada

desintegrando
a carne materna
feito um feto que matasse
devorada em suas metástases
a própria mãe
desde seu ventre

fetos jamais devoram
a sua mãe
cânceres sempre

por isso fetos
são fetos
enquanto cânceres
cânceres

fetos bastardos
ao acaso incrustados
na carne progenitora
que devoram cedo ou tarde
para não ser por ela devorados

(vários cânceres
são simplesmente ignorados:
pois natimortos
quando sua carne materna
consegue bem rejeitá-los)

cânceres não são nada
misteriosos:
apenas carne
um pouco alterada
(*alter*: outro)

um pouco alterada
por várias causas:
um vírus – veneno em latim
um gene – origem da carne
um vício – gênese do espírito

mas não pela mente
como tantos creem
câncer incorpóreo
da carne do cérebro

(incorpóreo, não metafísico:
pois feito
de células de ideias
e núcleos de sentimentos
menos organizados, por certo
que os de um feto
mas bem mais que outros cânceres

entre tantos tumores
que todos têm mas não sentem
ou temem
o da mente é o mais insidioso:
se pode eventualmente
de muitos modos matar seu portador
suas metástases são inocentes
de decompor o corpo:
como as unhas
e os cabelos
invadem os tecidos do mundo
e se alheiam

como a manicure e o barbeiro
o tempo apara
e varre
ideias e sentimentos)

antes material alheio
(óvulo da mãe
esperma do pai
espremidos entre
entranhas agora estranhas)
o ovo dele se alheia
enquanto se alia a si mesmo

até se aliar por inteiro
e se alhear por completo
no parto

ovos de câncer
o mesmo

até se alhear por completo
e se aliar por inteiro
à morte

pois não pode
feto feito só de metástases
organizar-se
(ou órgãos gerar-se)

cânceres são órfãos
cujos pais hajam partido
antes do parto

cujo parto, então
é a própria morte

Et in Arcadia ego

lancei cada pedaço do cadáver
sobre a grama: seu verde concentrado
pela água da chuva que dilui
o pó, e pelo sol que ali brilhava
metálico através das poucas nuvens
remanescentes, era mineral
como lâminas frágeis de esmeralda
espalhadas sobre a terra macia:
mas eram tão macias como a terra
e a carne tenra, quase sem ruído
caindo, dobrava as que assim ficavam
por baixo, transformando o entorno em ninhos:
onde meus cães, famintos da manhã
atiravam-se às vísceras rasgadas
aos pedaços inúmeros de músculos
aos grumos gordurosos e a umas poucas
gotas de sangue, iguais rubi nenhum
mas a gotas de sangue coagulado
pontilhando o tapete mineral:
era primavera, e as primeiras flores
manchavam com suas cores muito fortes
o verde escuro da cerca, onde um pássaro
pousou sem pressa, negro, asas abertas
ignorando, solene, os três carnívoros
debruçados nervosos sobre a presa:
teria sido um touro, um dia, antes
da primeira sangria, que o tombara
exangue de braveza e de bravura:
e terá sido então como um boi manso
em cujo sangue há muito não corria
nenhum apelo antigo de futuro
e cujos pelos já não se arrepiam
por frêmito nenhum fora o do frio
que foi puxado até o abatedouro
terminar de ser morto, e já cadáver
ser mutilado como fora vivo:

o deus primordial de minos, cápsula
muscular do vigor da natureza
foco de força, fúria e poder puro
feito menos ainda que um bom bife:
eram restos de açougue o que eu servia
mas pelo menos para alimentar
esses restos de lobos, que os cães são
o deus despedaçado ainda servia:
para mantê-los vivos e adiar
destruição igual a desse ex-deus
posto a seus pés: por isso de repente
pararam de comer quando o urubu
descera, lento, sobre a cerca viva
o corpo inerte, as asas se fechando
os pés bem juntos, mudo, inatacável
como um anjo pequeno e negro, um totem:
porque não eram restos que visava
mas a vida que ali ainda havia
e manteria vivos os meus cães
até que reduzidos a outros restos:
restos em que, por ter de devorá-los
desde sempre se haviam transformado

Réquiem para um cão morto

não choro mais a morte do meu cão
agora transformada em decassílabo

mas não por ter-se transformado em ritmo
que oscila entre o heroico e o imperfeito
como ele próprio entre o imperfeito e o heroico

porém porque sua perda é uma presença
mais fiel, mais companheira que os cães

(que jamais abandona o novo dono
sombra da sombra que jaz a seus pés

mas cujo corpo, morto, habita a alma
como um corpo estranho entranhando um corpo
aviva a carne morta em carne viva)

e porque sua perda é uma tal presença
não há mais por que chorar essa perda

(porque chorar é para encher de lágrimas
o vazio que as lágrimas esvaziam
ao transbordar-se do vazio do olhar)

Os carnívoros

há uma luz nos olhos dos carnívoros
visível no olhar frio dos felinos
como no olhar sanguíneo dos lobos

uma luz, um olhar e um equívoco:
pois não é frio o olhar dos felinos
tampouco o olhar dos lobos sanguíneo

como seu espírito e seu corpo
têm os felinos o olhar esquivo
enquanto o olhar dos lobos é lúcido:

em torno à retina uma película
retira do breu cada partícula
exígua de luz e a multiplica

nessa convexidade espelhada:
a luz multiplicada se espalha
do estreito canal do nervo ótico

às fendas alargadas dos olhos:
a luz que existe no olhar dos lobos
é a da agressividade da noite

é a da ferocidade da noite
a luz que insiste no olhar dos tigres
e só a noite da morte extingue

Estudo para a morte precoce

quando se vive pouco
a morte leva muito

não porque leve tudo
que na memória é breve

tudo aquilo que, leve
a habita pouco e há pouco

e pouco a pouco iria
ganhando peso e corpo

não porque o futuro
a muito levaria

quando se vive pouco
no corpo tudo vive:

ossos de puro osso
a carne só nervura

corpo que de ser corpo
totalmente se ocupa

resta ao muito que sobra
ser o calor que exsuda

que ao ser calor embora
é o corpo que transborda

o recolhe a memória
e aos poucos se condensa

e aos poucos se condena
a se fazer corpórea

(tudo aquilo que, denso
a habita há pouco e tanto

a aviva enquanto vai
ganhando corpo e peso)

tudo vive em tal corpo
corpo em que morre tudo

Estudo para a morte tardia

quando se vive muito
a morte pouco leva

não que não leve tudo
que na memória pese

assim como o que, leve
apesar do que a pese

a pesar bens e males
a embale e enleve

quando se vive muito
resta pouco do corpo

(quando se vive muito
morre-se muito pouco)

ossos feitos de poros
a carne de secura

pouco resta do corpo
mas de memória exsuda

porém mesmo a memória
é carne que recorda:

ao coração retorna
a cor de uma outra hora

leve o corpo, a memória
enfim, perde seu peso

por isso há de encerrá-los
sob tanto de barro

(quando se vive muito
a morte é muito pouca)

para que não levitem
coisa ao vento levada

A renegação do tempo

o tempo não
existe
tudo o que
não é o tempo
nada
além da ausência
de tudo

meu travesseiro
sob minha cabeça
era
tudo de que é feito
antes
de ser feito
flores
de algodão ao vento
fezes
dos ratos do campo
manto
de húmus
úmido do âmago de mil minhocas

minha cabeça
era
tudo de que é feita
antes
de ser feita
frutos
comidos por minha mãe
fomes
dos ratos dos pomares
ares
ideias
digeridos por meu pai

nada
de tempo
no travesseiro
ou em minha cabeça
(a memória
onde dormem ideias
palavras
e saudades
não é feita
de tempo
mas de ideias
palavras
e saudades)

o lixo
não é feito
de tempo
mas de travesseiros velhos

o travesseiro velho
lançado no lixo
queimado e desfeito
no vento
torna-se
o que não era
hera
flores
fezes
húmus
vento

nada
de tempo

tudo
que existe
é feito do que foi
e vai
se desfazendo
no que não é
tudo
em que se refaz

o desfazer-se
não é o tempo

a desfazer-se
tudo se faz
fez-se
flores de fezes
fezes de frutos
frutos de flores
mortas
húmus
fruto dos vermes

o tubo de pasta de dente
sobre a pia
esvazia-se
um pouco mais
a cada dia
se esvai
e vai
para o lixo
o museu
ou o cemitério
tudo
o que já foi

o lixo
se desfaz em húmus
frutos
fezes
não
em tempo

o museu
se desfaz aos poucos
em poeira
e húmus
não
em tempo
nem
em tempo
mas em punhados
de ex-tudo
é pouco a pouco
restaurado

o cemitério
se desfaz em húmus

o húmus
em frutos
os frutos
em humanos
humanos
em fezes
e húmus

flores

existe
o que está sendo des
feito
o que está sendo re
isso
aquilo
tudo

ela dorme

dormindo vive
vivendo morre

ela morre

é
o que não era
antes de sê-la

será
o que não for
depois de ser

vazio
tempo

Os fazedores

nossa imensa capacidade
de fazer mais do que o tempo
fez de nós e de si mesmo
criando a física e o cinema
capas de chuva e cidades
poemas, pontes, sobremesas
dentaduras, cuecas, epistemas
religiões, canetas, multidões
sonhos, luas, canções
é uma questão de treino

estranho, a princípio, o ser treinável
se a biologia cria apenas
o mínimo necessário

logo, o necessário, no mínimo:
porque sem consciência
ciência ou projeto
desenha certo
por traços tortos

uma foca
não foi feita para brincar com bolas
futuras
nem um urso
para percorrer percursos curvos
de bicicleta
um homem para ser atleta
colecionador de selos ou poeta

porém um urso
tendo aprendido a fazer novo uso
e delicado
de cada enorme pata
deixou de ser um urso
para ser um atleta?

um esteta?

filho dos deuses
um homem que coleciona selos?

um urso numa bicicleta
difere de um na floresta
pela bicicleta, não pelo urso

que pode aprender seu uso
como um homem seu desenho

tudo feito (todo feito
e fracasso)
por longuíssima tentativa
angustiantes erros
e alguma necessidade
como um urso ameaçado
pela dor, o medo e o treinador

urso que apesar de tudo
eventualmente ainda cai
da mais bela bicicleta
sobre o chão duro

como cai no escuro
na ruína ou na barbárie
a civilização mais complexa

Taxonomia

meros animais
alma
não temos mais
nada

porém
cada animal tem
sua marca

o pescoço
a girafa
o morcego
as asas
emplumadas
as aves
o não deixar o chão
a cobra

o homem é o animal que chora

eu, o que me entristeço
pela banalidade desse verso
apesar de verdadeiro

apesar de verdadeiro
não ser um conceito corriqueiro
em tempos tão críticos

sabemos o que não sabemos
não o que sabemos

não sabemos, por exemplo
o que nos diferencia, afinal
de outro animal

utilizar ferramentas
usar medicamentos
ter consciência

criar cultura
fazer a guerra
educar a prole
ou saber sorrir
achou-se até em chimpanzés

ou nas formigas:
que ao cultivar seus fungos
em largas estufas
no fundo do formigueiro
praticam a agricultura

(não a consciência
conceda-se
mas a razão

mas a razão
é parte pequena
do que somos
logo, nos diferencia pouco

como pouco se diferencia
a presença escassa da razão
da escassa presença da imaginação)

não é, sequer, a fala
mas ela ser articulada

mas ela ser articulada
fala, afinal, da fala

porém como pode
o que o homem então demarca
ser assim banal?

o homem é o animal
que é banal

como então poderia
ser o que eventualmente faz poesia?

chorar, afinal, é banal
porque as dores mais duras são mudas
ou porque banal a sua causa?

mas se o mal é banal
como é, então, o bem?

o bem comum
os bens em comum
o bem como um:
nada disso é comum

o bem é incomum
porque o mal é banal?

ou o mal é banal
porque o bem incomum?

eventual
a poesia
porque definidor
o banal?

(porque não nos define a dor)

mas se ser banal
é definidor
como pode a poesia ser eventual?

o homem é o animal que faz perguntas

o homem é o animal que faz perguntas
como de uma árvore fez-se a fruta:
porque fazê-las é natural

mas por que fazê-las
(as perguntas, não as frutas)
é natural?

a naturalidade afirmativa de uma fruta
é inquestionável

frutas, mais que partes feitas
fazem parte

ser árvore é ter frutos
ao menos sendo frutífera

mas o fruto das perguntas
é estéril, além de amargo
e incapaz de nutrir o corpo
não pode, tampouco, alimentar a alma
que aliás perdemos na jornada

não pode alimentá-la porque é estéril
porque é amargo
ou porque a perdemos?

a perdemos porque não pudemos
alimentá-la com o fruto
amargo das perguntas?

com que, então, a alimentaríamos?

não com o choro, por certo
tampouco com a banalidade
ambos aguados

talvez, então, com a poesia

porém a poesia
fruto relativamente escasso
em meio à produtiva
banalidade irrigada de lágrimas
como a nutriria?

morta a alma
poderia a poesia
ao menos alimentar a mente
afeita a pequenas porções
mas grandemente nutrientes

por isso a poesia rala
não serve para nada

por isso a banalidade
se bem temperada de lágrimas
alimenta a mente de tanta gente

porque a banalidade não tem sal
mas as lágrimas sim

Taxonomia 2

o homem é o animal que sua:
ganharás o pão com o suor do teu rosto
e o resto

sua-se na labuta
e sua-se no sexo

todo animal de sangue quente
que normalmente é morno
desde que constante
tem de deter o aumento
da temperatura
quando seu metabolismo
ascende

elefantes
usam o sangue
que se espalha pela pele
fina das orelhas gigantes
e perdem calor para o ar

perdem calor para o ar
todos os animais terrestres

répteis
saem do sol
(o calor que seu corpo não produz
absorvem da luz)
e submergem
na matéria fria
da sombra

o calor vindo de fora
pela pele permeável
agora evapora

porém o calor dos mamíferos
alma bioquímica
vem do centro

por isso não podem perdê-lo:
perdê-lo é perder-se
como uma poça
que se evola

daí os pelos
que não os protegem do frio externo
por mais extremo
porém preservam
cobertor feito veste
o calor interno

o cobertor que vestem
há tão longo tempo
já não podem desgrudar da pele

já não podem desgrudar da pele
o calor que vertem

mas se não o perdem
hão de morrer de febre
no calor de uma luta
de uma fuga ou de uma busca

não fora a larga nudez da língua
por onde escoa o calor de muitos

ou a própria nudez da pele
com que os homens lograram
o fim da mudez
dos seus pares que arfam

sem pelos
homens retêm pouco calor
(ainda mais depiladas
as mulheres mais o vertem):
daí vestirem o cobertor
das roupas

quando em excesso
o perdem, porém, mais pronto
pelo suor

portanto excessiva
uma língua longa

falam porque têm o sangue quente
e a língua curta

livre de ter
de perder calor
a língua humana
expele palavras
mornas

(segundo a norma:
o que não as impede
de serem tantas vezes frias
e eventualmente calorosas)

porque têm o sangue quente
temem o frio

o frio enregelante da morte

porque temem o frio da morte
cobrem-se sob capas
de palavras

palavras, porém
apesar de opacas
e impermeáveis
não detêm a perda
do calor interno

o que a língua agora cala
a pele então revela:
que a temperatura cálida
do corpo é o corpo
a queimar-se

(por isso cadáveres
são cinzas)

cobertos de roupas
e palavras
exsudam calor e água
para regular
a queima:
não tão pouca
que não os mantenha vivos
não tanta
que viva não se mantenha

a queima
que os mantenha vivos
enquanto viva se mantenha
é, porém, a queima

Taxonomia 3

I

sete vezes nos afastam
dos meros animais
os bons sete pecados capitais:
queimar em seu fogo breve
nos torna, portanto, humanos

ou tornaria
não estivessem seis vezes errados

não porque nas capitais
do país ou nas demais
cidades do mundo
como no fundo do vale
mais remotamente esquecido
não sejam cometidos
que em verdade
cada casa ou herdade
só os doma quando tem um fim
seja o de sodoma ou finde
not with a bang but a whimper

estão seis vezes errados
os velhos pecados tais:
não por não serem pecados
nem por pecados não serem
mas porque, pecados sendo e sendo pecados
não são nem podem ser capitais

pois o pecado capital
é o que sentencia
à pena de morte
a alma de um morto
assim condenada
a penar sem remorso
naquele negro horto
em que apenas morte e pena vivem

culpa do demônio
livre
do seu arbítrio

pois um crime só existe
quando a lei o discrimine
e quando além a discrimine
aquele que a tal lei infringe

daí não existirem
pecadores animais
vegetais ou minerais

todos os pecados são mentais

não porque cristo disse
que aquele que cobice
a mulher do próximo
(e principalmente do distante)
já terá cometido adultério
(logo, melhor cometê-lo a sério
para não pagar sem ter levado)
mas porque a culpa não está no ato
ou antes, não está no ato em si mesmo
mas na opção de cometê-lo

sem opção não há responsabilidade
a possibilidade
de responder pelo que foi feito

e se nada num ser humano
é inteiramente involuntário
(a não ser o que num humano
seja inteiramente involuntário
como o movimento peristáltico
dos intestinos ou o instinto
de respirar durante o sono)
um comportamento parcialmente herdado
é parcialmente herdado portanto
não puramente humano
apesar do tanto
que voluntário pareça
e mesmo prazeroso

se nas leis terrenas

a dúvida é a favor do réu
ainda mais o seja
no preceito que lhe escurece o céu

II

muitos animais
como os que vivem à beira
das mais duras agruras invernais
dedicam-se à gula
religiosamente:
cevam-se de folhas tenras
e de sementes duras
como os roedores e os cervos
de presas ainda quentes se cevam
como os cervos e os roedores

mas à luxúria
seus saberes e sabores
que animal se entregaria
se entregues todos
ao puro automatismo dos hormônios?

ou quase todos:
os grandes bandos
de chimpanzés anões
(bonobos, em língua banto)
não se rendem nunca
às pequenas disputas
que disputam o cotidiano
dos outros primatas
(por exemplo, humanos)
preferindo o sexo
ao qual se entregam, então
intermitentemente
o tempo todo
lançando fora toda semente
de tédio ou tensão

lançando mão de toda semente
que sua ânsia alcance
alcançando cada folha
de uma grande árvore
e acumulando tudo

nos lugares mais ocultos
num trabalho de formiga
com fome de urso
é a avareza o vício
melhor distribuído
– com a mais generosa certeza –
entre os seres vivos:
pois inclui os que não têm
senão o que detêm
ao alcance dos dentes
e que sem meio ou lugar
para levar o que assim retêm
engolem tudo que podem
perder por não engolir um pouco mais

mas talvez seja a ira
o que melhor defina
a predisposição dos animais:
não porque o predador
cace com fúria, ele que caça
com pertinácia e fome
mas porque com fúria
predador e presa investem
contra os que concorrem
com seu provimento genético
outros machos que enxameiam
famélicos de sexo
em volta das mesmas fêmeas

por surpreendente que seja
também a inveja permeia
o mundo animal:
mesmo se for apenas
em animais com penas
que disputam a construção
do melhor ninho de maneira
se não consciente, deliberada
pois entre o trabalho de fazê-lo
incluem o trabalho de visitar
e deliberar sobre o trabalho alheio
deliberando eventualmente
dedicar-se a desfazê-lo

já a preguiça é universal
no reino animal:

tendo por rei o bicho
que a leva no próprio nome
(ainda que não leve longe
nome de tamanho peso)
tem os demais por vassalos
submissos que respondem
prontos a seu chamado
lançando-se então ao chão
e lá seriamente ficando
até que de longe em longe
recebam imperiosa contraordem
da fome, do frio ou do medo

III

se pouco num ser humano
é inteiramente involuntário
um comportamento possivelmente herdado
é possivelmente herdado e portanto
não puramente voluntário

não que haja qualquer pureza
de causa ou de efeito
em qualquer sentimento

pode haver pureza apenas
de causa – o desejo –
quando se aja, ou seja
num movimento
por exemplo, abrir a porta
se abri-la é o que no momento importa

mas pouco importa
pois o que nos interessa aqui
(ou ao menos interessa a mim)
é o que, do que sentimos
(ou seja, do que podemos sentir)
seja humano
radicalmente humano

sobra, afinal
ser esse animal soberbo

Taxonomia 4

há algo que afinal define o homem
(também a mulher:
fiquemos, porém
com o primeiro
por respeito à economia
e amor à rima):
não é entretanto o amor
nem o ciúme
que mesmo os cães sentem

(quando quem os sustenta
sustenta o gesto com o qual lamenta
uma grande dor
uma pequena traição
ou a infinita impotência
ante a dor imensa
de uma traição que o apequena:
gesto vazio com que aponta
o amplo vazio que o envolve
e que ao deparar, surpreso
com dois mudos olhos meigos
plenos de gratidão e ignorância
detenha, mantendo a mão
por um segundo
suspensa
até que cede ao próprio peso
e, como uma folha
pousa sobre os pelos de seu cão
em cujos olhos os seus olhos buscam
se não uma gratificante ignorância
sua ignorante gratidão
– de olhos que se enchem de ânsia
assim que outro cão menos próximo
pronto se levanta
tão ávido em receber carícias
quanto em impedir que o primeiro as receba)

há algo mais que define o homem
além de tudo o que acredita
o defina

como a crença
de que o define
o que de si acredita

há algo mais que define o homem
além, e mais, do que a própria crença

desejo que concentra a consciência
como uma lente limpa os raios de sol
reduzidos a um pequeno ponto
sem nada reduzir de seu calor

desejo que reduz a consciência
a um sol parado no seu ápice
que, brilhando, nada ilumina
estrela pálida
em meio à noite negra:

por nada que se queira
ou, sem querer
se necessita

mas pelo que não se quer
que exista

pelo querer que não exista
o que se quer que exista
apenas para se poder
– e somente enquanto não se puder –
fazer com que se extinga

mesmo se morto
não alimente
não mate a sede
não esquente ou proteja

mas como a madeira seca
queima sob os raios concentrados
de todo um sol num pequeno foco
ao se extinguir incinere o próprio fogo
de uma consciência incendiada:

vingança que, consumada
consome em seguida a consciência
até então por ela consumida

e antes que nova consciência vingue
do cansaço, da necessidade ou de um crime
encerre o instante
em radiante inconsciência

Taxonomia 5

animais são agressivos
por um único motivo:
necessidade

por isso são agressivos
quando têm motivos
ou seja, quando têm necessidade

homens, porém, são agressivos
ou quando têm motivo
ou quando têm prazer
ou quando creem
ter de obedecer
a ordens neste sentido
não importa o sentido da ordem

o motivo disso
nenhum:
aracnídeos
têm oito pés
e zero razões
para tanto

portanto, me calo

ao menos aclaro
porque o silêncio
senhores do fogo e do estrépito
nos causa medo

A causa do medo

o medo existe a fim de proteger
quem sente o medo do que o faz senti-lo:
mas para isso o medo imita o efeito
do que, se pressentido, o faz presente

pois o que se pressente é uma ameaça
que não se cumpre caso cumpra o medo
o papel de causar tal dano à alma
(a ensinar o perigo do perigo)

em vez do mal ao corpo, que afastara:
quem o sofre assim foge de sofrer
o que sofreria ao não o ferir
o sofrimento horrendo de ter medo

O medo

tive medo aos trinta e cinco
ele disse

no meio do caminho
eu não disse:
medo?

medo! *o* medo!

ante meu olhar surpreso
completou o discurso suspenso
depois de começado de surpresa:

estava quase dormindo
e minha mãe passou pelo vão da porta
no corredor sombrio:
soube que logo estaria morta
pouco importa se em poucos anos
ou muitos:
pois soube que logo estaria morto
não importa em quantos:
antes a morte era uma ideia
uma palavra, uma fábula:
agora era um decreto, uma data
a ser marcada, mas inadiável:
quando você *o* sentiu?

não respondi:
fora a um quarto do caminho
aos dezessete
quando a morte se deitou ao meu lado
na outra cama do quarto

quem deveria ocupá-la
era o meu irmão menor
que a morte no entanto trocara
por um cadáver com a sua cara

a morte é o tudo que é nada

na quietude de cada noite
desde então o soube

meu velho amigo
bebendo comigo aos setenta
tivera, até os trinta e cinco
toda uma vida de paz
mas
não poderia sabê-lo:
saber seria saber da morte
ao morrer a paz

Os medos

não existem homens solitários:
por isso há homens em fuga
no noticiário

homens caçados por outros homens
que são caçados por outros homens
porque não podem
viver longe de outros homens

viver longe de outros homens
ninguém vive: um eremita
não é como a térmita
indivíduo-grão no grumo da multidão
mas tampouco, como um grande felino
erra sua liberdade pelas circunstâncias
sem ter, de outros felinos
sequer a lembrança

eremitas vivem perto

por certo há homens, muitos homens
e mulheres que se sentem
plenamente solitários

porém na presença perene
tão perene e presente
quanto uma doença crônica
da indiferença

indiferença que é uma ação
uma reação
à presença alheia

ao presente alheamento

por isso a diferença
ante o sofrimento
de um animal qualquer
ou de qualquer mudança
do vento:
nada do que está presente
(incluída a ausência)
é indiferente

a solidão existe
porque a solidão
(mas os dias grises)
não existe

Térmita

num bar à beira-mar
bêbado de luz
bebi o mar com os olhos:
um trago doce
de cachaça
no céu escuro
da boca ressecada

a ressaca varria a praia
ondas de chumbo
sobre a areia branca:
nuvens negras
sob o sol de bronze

não trago nada comigo
desse dia ou de outro
além do meu manto de sombra

Talassemia

a ânsia do sangue em seguir
em conseguir
ir sempre em frente
resulta no mais rápido retorno
ao ponto de partida

ao porto de partida
anseia retornar o barco
que se faz ao largo
no lago sem margem do oceano

alguns regressam
como o sangue
outros se vão
na hemorragia de uma tempestade
ou no coágulo de uma calmaria

uns poucos
aportam noutros portos
e pousam

o sangue anseia ser um barco assim

o sangue porém é um barco
que navega num lago
exíguo
uma poça morna
que rio algum alenta
e mar nenhum recolhe

barco ocioso
ansioso por navegar
enquanto dá voltas ao porto
até se exaurir

e naufragar
mesmo em naufragar
e percorrer por fim um mar
em linha reta
enquanto desça:
encalhado nas margens das veias
apenas para
para que, devagar, apodreça

Natureza morta

primeiro a pele
azul-venoso
do céu tardio
tingiu-se da hemorragia
do dia moribundo

depois o pus
ocre
do crepúsculo
precipitou a negra
gangrena da madrugada

Retrato de Clio

uma feia espinha
(digo-o pelo ritmo
não pela precisão
descritiva: pois não se sabe
de uma espinha bonita)
é o que ela tinha
de mais à vista

o que é o de menos:
o cabelo era liso
porém pesado
como se nem ventos alísios
soprando fortes e repentinos
os pudessem esvoaçar

não que outros ventos
não que quaisquer movimentos do ar
então o pudessem:
mas é que se os cabelos
mantinham-se coesos
como um tecido
mais que mera coleção de fios
estes versos, ao inverso
soltariam-se até sob a brisa
soprada pelo bater dos cílios
de quem os lê, não fosse a rima

ela, por seu turno, nem tinha cílios
sobre seu olhar soturno
ela que fizera da beleza
uma quimera
uma ideia mais longínqua
e intangível
que os aneis de saturno

contudo os anéis dos seus dedos
dos seus dedos curtos
e grossos, eram bem tangíveis
tangíveis até aos olhos:
metal barato, riqueza de pedras falsas
verdadeiramente coloridas

compensadas pela pele sem cor
o vestido em tom neutro
e os dentes marrom

os lábios sem carne
os seios só pele
o mais pele, osso e nervo

de tudo isso vejo
emergir incontornável
como uma espinha na testa
uma latejante dúvida:
por que, então, a descrevo?

porque é domingo

porque acordei maldisposto

e porque lá fora
toda a história
é essa mistura cinza
como este céu
de esperança e bosta

Esperança, bosta e ovos

"ovo caipira?"
ouço no mercado:
"significa
ovo fecundado"

ovo de galinheiro de fato
com galinhas, galos
caipiras e pintinhos

pintinhos de galos
que os põem nas galinhas
que então põem ovos caipiras
com pintinhos dentro

os demais
são industriais:
ovos sem ovos dentro

empty dumpts

como o velho jeca tatu
sentado calado
ao lado da estrada
enquanto passa
outro jeca
levado num jegue
e comendo jaca
com carne de tatu

portanto
ou por tão pouco
os caipiras põem
punham
seus pintinhos
até os ovos
dentro das galinhas

pois não mais havia
escravas
as galinhas-d'angola
d'antanho

metade pondo
metade tomando

um país todo
pela metade
pelo meio
das pernas

cozido entre curras
e cuscuz de galinha

mucama é para mugir na cama
cozinheira para cuzinhá
pois o cu sinhá não dá

cadinho de culturas
mas com caldo de galinha

pois coitados dos fodidos

pois fodidos, os coitados

os mesmos
sempre
a mesma
coisa:
coito é foda

essa vida

que nunca muda
(pois o mundo
divide-se em duas tribos:
os metíncolas
e os levíncolas
segundo ouvi
de um levíncola)
como os ovos

de codorna
e então noto
uma diferença:
têm mais gema
proporcionalmente

que o ovo de serpente

tal o partido nazista

ou o ovo da serpente
era a fome de weimar?

a fome de weimar
foi o ovo do partido nazista
que foi o ovo da serpente

e o ovo da fome de weimar
foi a fome de versalhes:
comeram o pão
os brioches e os ovos:
mastiguem as migalhas

verdade que os hindus
comem vento
há muito tempo
e nem por isso
chocaram o nazismo

por causa do carma
que os faz ir com calma

se você está fodido
é porque fodeu alguém
em outra carne

já para os alemães
se estão fodidos
alguém os está fodendo

por exemplo
um povo pequeno
sem cristo nem exército
depois da omelete

que os aliados lhes fizeram
na primeira guerra

depois que a ela
os alemães se atiraram
no pé
mirando a galinha dos ovos de ouro
do quintal da europa

chiqueiro de trincheiras

ovos estrelados
com porcos trinchados

então a grande depressão
e uma frustração enorme

enorme
a fome

de ascensão

voo de águia
über alles
fome de urubu

afinal já comiam tudo que se pode
em 39
quando tentaram outra vez a sorte
quando tentaram outra vez a morte:
muito pão
muito porco
e muitos ovos

à *chacun*
son boche

ovos que vinham
vivos de outros ovos

de outros mortos

o ovo que o pássaro
futuro

dentro do ovo porá
quando fora

quando não gorado
como agora

ovo
que é então um *o*
com um *v* no meio
– o das asas –
com outro *o* menor
dentro, logo
logo à frente
no tempo:
Ovo

o maior
e o menor

o mega
e o mícron

e o alfa do recomeço no meio:
remeio

o fim e o começo no meio

então o que veio
antes não foi nem o ovo
nem a galinha
porque vieram ambos
ab ovo

não o ovo
de galinha ao menos

pois o ovo
todas as aves
o herdaram dos répteis
de que descenderam

os répteis
dos anfíbios
os anfíbios

dos peixes
os peixes

e para trás
emerge-se do ovo
da biogênese
para a gênese inorgânica da vida

e para trás
do ovo de tudo
para a galinha do nada

que dele não nasceu
pois que o botou

chocando o negro sáurio
do caos

ao menos de um ovo
de galinha
sempre vem um pintinho

e se fora
de gansa, de andorinha
de pata ou de pomba?

da pomba vem o ovo
via de regra
o ovo delas
o ovinho delas
o óvulo
o ovulozinho delas
e é para a pomba delas
que atiramos nossos ovos
em homenagem
em ovação

nossos ovos
com um pintinho no meio

via de regra
é boceta
disse alguém
a um sujeito que

via de regra
usava a expressão

tinha culhões
como se diz
ou colhões
como se escreve

culhões começa com *cu*
e os colhões começam no cu
ou quase

mas *colhões* tem dois *oo*
como os colhões
têm dois ovos

fossem quantos
ou como feitos
ela jamais os quer
de manhã cedo
como os americanos

caviar, ovo de peixe
como os suecos
muito menos

mesmo os ovos com açúcar
em meio a coisas inúmeras
do voraz desjejum alemão

além de pão
e de uma palavra meiga
muita manteiga
como os holandeses

como as holandesas
sua pele branca
como leite holandês

ou brasileiro
branco como leite holandês

porém mais ralo
e mais raro

parco para poucos

porque se mistura
com mijo de vaca
ou água da chuva

leite ralo que vem com mijo
vira urina e vai pelo ralo

fala-se mesmo em formol
o que não há de ser
conforme confirmam
os coliformes fecais
que, aliás, são secos

mas seria melhor
para manter a forma

conter a deformação

do leite e da carne

da carne leitosa dela

por isso não se deve comer
uma *shiksa*?

é o que me dizia
uma tia
com outras palavras
certos olhares
e muita sotaque

não é nada *kasherr*
misturrarr leite e carrne

mas se já vêm misturrados?

milkshaked
como as americanas

brancas
como as holandesas

falta de sol
leite em excesso

porque têm peitos grandes
as que ordenham
e as que se ordenham

a produtividade leitífera
do hemisfério norte
é de fato exuberante

principalmente nos países baixos

tudo geográfico
geológico
geogênico

carne, gel de géa

da gema da geena

geleia de terra
de onde viemos
e para onde vai

goela abaixo:
de morango
a que devora
como outros devoram ovos

mucosa cor de geleia de morango

de mamilo
que dá leite branco

de boca mucosa
que bebe leite
e come geleia de

leite branco como os dentes dela

nas gengivas cor de cereja dela

dentes que saem da carne
como a carne da terra

e comem carne e geleia
como a terra os há de

como a carne gestando um dente
geram carne e dentes no seu ventre

dentes para quem tem fome

ainda que poucos os dentes
para tanta fome

ainda que tantos os ovos

pois todos os animais os põem

uns poucos
os põem para dentro
como os mamíferos
incluindo
os marsupiais

a maioria, porém
os põe para fora
como as aves
os répteis
os anfíbios
os peixes
e os moluscos

muitos
sequer se acercam do parceiro
com quem então não se fundem
nem por um segundo

quem se funde
são os ovos
no mar mais profundo
no fundo de um poço
na poça mais rasa

mesmo se jamais se possa
da mesma forma
que todos põem ovos
chocar senão moluscos

os moluscos
que são os fetos
dentro dos ovos
como um molusco adulto
dentro da casca

dentro da casca da casa:
bebês são moles como moluscos
molhados como moluscos
inermes como moluscos
ao vir à luz baça
de seu quartinho decorado
ou à luz fosca
de seu cantinho descorado

não fora silenciosa
e amorfa
como um molusco
diria, quiçá
a maioria
poder-se dividir a casca
e permanecer
ao menos parecer
um
indivíduo

porém não era isso
que pareciam
querer

mas o calor informe
uniformemente
envolvente
portanto protetor
de seu próprio grande gastrópode
que logo logram germinar
posto haver um parceiro disposto
à sua criação
por fusão

os homens, então
molemente se emasculam
como certos quelicerados
que perdem o pinto
enquanto copulam

como se o seu espírito
que em algum instante
pretendera estender-se
até onde seus olhos
sua imaginação ou vontade
alcançassem
se encolhesse de repente
como os olhos dos caracóis de jardim
ao serem tocados
com um graveto
já não crendo
em sua ou em qualquer grandeza
cujo vislumbre não fora
agora, o eco inominado
e inconsciente
ainda que assim pressentido
do passado da raça
ao tempo em que seus antepassados
eram iniciados
em ritos de sangue
e medo
nos dias de medo e sangue
porém um hesitante
êxito juvenil
excitante profissão
de hormônios em profusão
que logo deixavam
leves e aliviados
atrás como um molusco
larga o próprio rastro

então encolhidos
julgam-se mais sólidos
mais ajustados
a si mesmos
e mesmo mais justos
consigo e com o mundo
mais adequados
e mais concretos
com desejos mais concretos
e mais adequados
ainda que mínimos
minuciosos, domésticos
a serem imediata
e diariamente satisfeitos

ao que, diários e satisfeitos
consagram-se, alheios a tudo
atentos a tudo
principalmente ao próprio envelhecimento
e administrando seu tempo
e sua casa
com o mesmo zelo
e tanta determinação
com que administrariam um império
acaso o houvessem conquistado

todos empenhados no trabalho
trabalhosamente desempregados
ou organizadamente aposentados

fora os que vivem de renda
ou de renda-se

fora os que têm certeza
da completa incompatibilidade
entre como ganham a vida
e como têm gana de não a perder
atrás de balcões de farmácia
guaritas de banco
bancas de fruta
bancos de fábrica
bancando outros por um salário
ninguém sabe
ao certo a profundidade
de sua relação com seu meio
de ganhá-la e perdê-la

vida que, por acaso
prefeririam comprar a prazo

porém não parecem assim preocupados

pois uma vez num caminho
melhor mesmo segui-lo
impassível como um molusco
até o mais longe possível
para não perder o trecho atravessado
e o tempo transcorrido

havia infinitos caminhos
todos sabiam

mas não eram todos finitos?

não seriam, então, talvez
todos igualmente estreitos?

e não eram, ao fim
sempre o mesmo
rígido traçado
da necessidade
de escolher um
e excluir outros
incluir um
e esquecer todos?

logo
consulte logo
nosso catálogo:
ele é nosso
todo nosso
de nós que estamos aqui
e agora

e é agora ou nunca

tudo está em liquidação
(à exceção
talvez, dos ovos
muito mais caros
se de galinheiros de fato)
e em liquefação

portanto, meu caro
é não perder tempo
antes que o pouco tempo
e o dinheiro muito
escapem como um ovo quebrado
por entre os dedos
ou um molusco
em meio ao lodo escuro

O lodo

sua amizade não prezo mais
apenas
que sua inteligência

e jura-me não existir qualquer verdade:
estamos condenados à linguagem

tudo que pode ser dito
são dizeres
que nada dizem sobre os seres
considerando que seres existam

"só há hipóteses
e verossimilhança
mas não verdade
a não ser como parte
de um jogo de linguagem
o da metafísica:
anacrônico
e eventualmente divertido"

refiro-me, então, à realidade
biológica de uma dor

diz que é um *topos*
uma figura, um tema, um motivo
de nosso discurso:
"não faz a menor diferença
o que seja
porém a operação
que se possa ter em mãos
para diminuí-la"

mas para que diminuir um tema?
penso de modo algo ridículo
e não pergunto

em vez disso
digo:
como, então, anestésicos são funcionais
nos animais?

"dizer que é um *topos* significa:
vamos ter de lidar com isso
e não *isto é isso*:
estamos no jogo
da linguagem da ação
não no da verdade"

a linguagem da ação
a inação da linguagem:
o resto, silêncio

o silêncio, então
é a verdade:
única existência inquestionável
além da linguagem

mas se o silêncio existe
ou nada existe
ou existe algo
e é mudo

como este poema existe
e existe porque está sendo lido
seu autor existe
e existe seu leitor:
como nada existe
no vácuo
então existe o mundo

existe o mundo
a linguagem
e o silêncio

o silêncio é a linguagem do mundo

e como não posso
dizer que o mundo é isso
ou aquilo (seria metafísico)
posso dizer

que não posso dizer nada
do mundo

nada posso dizer do mundo
o que, afinal, é justo
pois o mundo
e seu silêncio
(o vento só fala do vento)
nada me diz

o que digo do mundo
então, não diz do mundo
mas de mim

e tudo que digo
é pó de giz

assim como sou
pó eu mesmo

existe o mundo
a linguagem
o silêncio
e o pó

mas se não posso
dizer de algo que seja isso
ou seja aquilo
como dizer poderia
que isso não é aquilo?

o que, então, distingue
a linguagem do mundo?

mas se a linguagem
não se distingue do mundo
como se distingue da realidade?

o que distingue
a linguagem do silêncio?

mas se a linguagem
não se distingue do silêncio
ou da realidade

o que distingue a realidade
do silêncio?

o que distingue
a linguagem do pó?

mas se a linguagem
não se distingue do silêncio
ou da realidade
o que distingue a realidade
e o silêncio do pó?

e se sou pó
o que me distingue
da realidade
do silêncio
do silêncio da realidade
e da realidade do silêncio?

nada me distingue do silêncio
a não ser a linguagem

o silêncio, então
é a verdade:
única existência inquestionável
além da linguagem

mas se o silêncio existe
ou nada existe
ou existe algo
e é mudo

avanço em círculos

porque, pó ao vento
leio
as sombras que deixo
sobre a impermeabilidade das coisas

há, então, algo que sei sobre isso
(keats, porém, não sabia
o que dizia:
a thing of beauty
is a joy forever...):

há algo de triste
em tudo que existe

mas se em tudo que existe
não há nada
além das coisas que são
como não sei
nada podem ter de triste

a tristeza que existe
existe em mim

meu amigo talvez não acredite
mas ela *de fato* existe
e sei bem *o que é isso*

porém não tenho de lidar com ela:
não fosse inútil
ela já lida comigo

Epistemologia da pesca

líquidos
os peixes
no vidro mole do mar

remotamente perto
a areia dos meus pés
no vidro moído da praia

e duas hipálages:
peixes não são líquidos
ou meus pés silício

mas carbono
e silêncio
moldados em sólidos macios

que solidez, porém
molda os insólitos vazios
de que os átomos são repletos

entre a nulidade do núcleo
e a distância astronômica
de sua névoa de elétrons?

mas se peixes não são líquidos
há, apesar dos vazios
solidez e, talvez, verdade

(se não a solidez da verdade
a verdade da solidez
dos peixes)

nada, entretanto, é sólido:
culpa, ou do capitalismo
(*tudo se desmancha no ar...*)

ou do dicionário
em que é sinônimo
(um outro nome) de maciço

mas sólido não é isso:
um líquido denso
como o chumbo

derretendo
não parece menos
cheio de si mesmo

por outro lado
(ou pelo mesmo: de fora
para dentro)

não há sólidos
que não sejam penetráveis
por alguma radiação

(os transparentes são
transpassáveis pela luz:
sólida nudez):

raios
nas pequenas noites vazias
dos átomos

porém uma pedra
é impenetrável
por outra pedra

(pelas fortes correntes
elétricas entre
as nuvens de elétrons)

uma rede
de pesca talvez contenha
um bom modelo bidimensional

a rede é um entrelaço
de nós e de fios
entre os nós

(como os peixes
de átomos
e interações entre eles)

uma linha
transversal a transpassa
como as ondas

eletromagnéticas
a água
e os peixes

porém duas redes
abertas, uma sobre
a outra

não são permeáveis
apesar de feitas
na maior parte

de vazios: redes
não são penetráveis
por redes

a solidez
se impenetrabilidade mútua
entre redes íntegras

é um fato
palpável como um peixe
ou seja, uma verdade:

existe a solidez
apesar dos vazios
que a preenchem

daí ser prenhe
de sentido
falar em solidez, em peixes

e na impenetrabilidade
mas não na inexistência
da verdade

deus
diria um pescador
de homens e de sua dor

rede vazia
se não de pescarias
de si mesma

eu replicaria
não fora para ouvidos
de mercadejador:

cerrados
nós górdios que se cortam e
se desfazem

ou não se cortam e
se desfazem
em finas linhas finitas

a rede
a verdade
a impenetrabilidade

Poema superficial

próprio do mago é produzir coelhos
da manga e do poeta fazer versos –
patéticos herméticos profundos...

patéticos
é certo

herméticos
é fácil

profundos
falso

todo verso é raso
como a página
que o sustenta

mesmo esculpido em pedra
um poema não será a pedra
como uma escultura é a pedra
– o que a pedra continha
segundo michelangelo
mas oculto – e mais que ela

uma poema na pedra
é um poema sobre a pedra

um poema sobre a pedra:
no meio do caminho tinha uma pedra
tinha uma pedra
sobre a página

nada tem profundidade

no mundo:
o que é profundo

é como a pedra
cujo âmago
se oculta aquém do tato

mesmo quando
se a quebra
cada pedaço que era
a pedra
é uma nova pedra
cujo âmago
se oculta aquém do tato

ainda quando
se a pulveriza
cada partícula
exposta
não é mais a pedra
que fora quando
aquém do tato
mas apenas átomo
que forma pedra
como forma água

a pedra está entre o átomo
e o tato

portanto ou se tateia
a superfície da pedra
ou se parte a pedra
e se tateia a superfície
do pedaço, ou se parte
o pedaço e se liberta
o átomo
não como uma escultura
de dentro da
mas como a pequena pedra
de um mosaico

nada é profundo
de fato
(isto é, de tato
ou qualquer outro sentido
fora o metafórico)
mas apenas por hipótese
(hipóteses dão ótima ciência

mas péssima história
e pior poesia)

pois aprofundar transforma
pedra
em átomo
átomo
em nada
(entre a etérea camada
de elétrons
e o ínfimo centro
do núcleo
jaz a imensa maior parte
do átomo
feita do mais puro vácuo)

cada átomo
é um quase nada
que faz quase tudo

(*o único sentido íntimo das cousas*
é elas não terem sentido íntimo nenhum)

mas não faz versos

por isso
não podem ser profundos:
verso é o que fica
entre a página vazia
e o ritmo

e o ritmo
como a pedra
desfeita em pedaços
desfeito em pedaços
é ainda o mesmo ritmo
impalpável
de cada pedra-palavra
até que desfeita em partículas
não é mais palavra ou ritmo
mas letra
apenas átomo
verbal
que faz poemas
como faz telefonemas

Poema abstrato

a calçada era larga
estreitas as possibilidades
não de aproximar-me dela
mas de afastar-me
da janela
em que não a procuro
pois que a encontro
toda tarde, perdida
a esperança e a página
que lia até me distrair
por uma ideia, não fixa
mas recorrente
como mosquitos
em tarde de verão

fechar a janela
pode me livrar dos mosquitos
e da solar imagem dela
mas não da mosca da ideia
de que não me salva a janela aberta

como traduzir
ou seja, substituir
a *beleza*
se não por outro símbolo
– uma foto, talvez
da minha vizinha –
incapaz de sê-la
em si mesma
ou por algo empírico
incapaz de ser símbolo
– a minha vizinha
em si mesma?

mais estreitas
as possibilidades

do que o claustro do meu quarto
onde dou de cara
com a concreta intransponibilidade
dos substantivos abstratos

no sentido contrário
dos transitáveis concretos
que percorrem todo o trajeto
tripartido da referência:
nome
tradução
coisa

mosca
um desenho do inseto
um espécime

porém *possibilidades*
reais são traduzíveis
em atos que são atos
não possibilidades

abstrahere:
arranc ar
a f a s t a r
se pa rar

separar
afastar
arrancar
letras não é difícil
mas como registrar
a separação
o afastamento
ou a distância
em si?

substantivos abstratos
nada percorrem do traçado
tripartido da referência
– nome, tradução, coisa –
pois referem coisas
não irreais mas
intransitivas

portanto param
já na tradução para
outro símbolo:
ao que se referem
jamais fere os sentidos

o *ciúme*
e seu coice
existem
(e ferem:
mas não os sentidos
– fora o da realidade)
porém não existem
traduções possíveis

ao contrário
de outros cavalos
tantas vezes imaginados
como pégasus
e suas asas azuis
ou o unicórnio
com seu corno único

o unicórnio
com seu corno único
à testa
que existe:
*unic**ó**rnio*

que existe
concretude nesse nome
atesta-o ser traduzível
por outro símbolo:

substantivos concretos
percorrem todo o trajeto
tripartido da referência
– nome, tradução, coisa –
quando nomeiam coisas reais

substantivos concretos
que não percorrem todo o trajeto
partido da referência
– quimera, memória, ideia –
denotam coisas irreais

então, desisto, deixo
a ideia, a janela, o quarto
e parto
para a calçada
onde acendo um cigarro
e através da fumaça
bem perto
de ser tangível
a revejo

ela que se ensimesma
e passa, abstrata, por mim

A essência da tragédia

os animais
não entendem símbolos:
seguem apenas sinais
se definirmos
o termo como um dado sensível
diretamente ligado
a um fenômeno real
de que se faz indicador

o sinal
faz parte da situação vital
– por isso o cão segue o rastro
que seu olfato traça
na presença do cheiro
que caça –
ao passo que o símbolo
– como os indícios
seguidos por um caçador
que deles ideia todo o animal –
apenas representa coisas

(re-presentar:
tornar outra vez presente)

tem, o caçador
o mesmo maquinário
de um reagente de sinais

sendo, porém, um agente simbólico
seus órgãos externos
eternos reagentes de sinais
são, nele, um animal
enquanto a sua mente
ele em um animal

enquanto o nome do dono
funcionando como
sinal
anuncia ao cão a
– possivelmente suposta –
presença dele
o mesmo nome
funcionando como
símbolo
refere-se (re-ferir: ferir
com a seta da presença
isto é, trazer – *foréo* – de novo)
à ideia do dono
e só indiretamente a este
– que talvez esteja ausente –

a criar
não meramente ferramentas
que incorporam novas formas ao mundo
mas a metáfora de uma forma prévia
metaforma
imaterial
feita de um sinal
mental
que não mais reage ao mundo
mas, mudo
a um aquém
de fantasmas que em
ecos
povoam a caverna do cérebro

pensar
é espelhar-se
em sombras inexistentes
(narciso
olhando o lago do próprio olho)
especular-se
dobrar-se
em outro que é ninguém
(ulisses aprisionado
pelo ciclope da própria mão)

ver-se
onde não se está

ser
quando não se é
sair
de onde se está
para o lugar-nenhum
de imitações mentais
que aprisionam o mundo
que o aprisiona
em uma teia interminável
de fenômenos

(e o estômago
em seu âmago)

sair do mundo
para deixar de ser o mundo
e ver o mundo

se do mundo não se sai
(ser
é entrar no mundo
onde aliás já se estava
se dele não se sai)
se vai
aonde não se está
o ser

pensar
é ir do mundo onde se é
até
o que se é no mundo

como o mundo
vai junto
(pois o que é
é parte inseparável
de seu conjunto)
lá se reencontra
o mundo onde se é

(as ideias
e os espelhos
são crueis
porque duplicam o número dos homens)

pensar
é sair para dentro

e escapar
da teia interminável de sinais
manifestações sensíveis
da presença imediata
do que os gerara
para o labirinto dos símbolos
que são
in absentia

a língua nasceu no momento
em que o homem soltou um grito de dor
sem senti-la

o símbolo nasceu no momento
(*memento, homo*)
em que sentiu um espasmo de dor
sem senti-lo

pensar
é sentir deveras
a dor de um órgão perdido
que jamais se tivera
e é o corpo inteiro

pensar
é mentir

(o vento
só fala do vento
e nada diz)

mentir
mimetizar
emular
usar
os estímulos cerebrais
que reagem aos sinais
das coisas
dos animais
e autoestimular
o cérebro

que de reagente
passa a agente
enquanto os estímulos
passam de efeitos
a causas

as coisas

dessa inversão
uma versão do universo
o universo de efeitos
dessas causas
quase-coisas

pensar
é *cosa mentale*

o autoestímulo
do cérebro
quebra
da cadeia
de que todo animal
é elo
(como o amarelo
no arco-íris
ou a rima
no branco da página)
queda
que afastou do paraíso
da semiconsciência
o quase riso
de um velho símio

o autoestímulo:
a independência
onde a providência
é a dependência

o autoestímulo:
vanitas
(*vanitas*
a autoestima)

vanitas:
porque no vácuo
entre o que pensa
e o pensado
introduz-se o inominável

porque o afastar-se
do em que se está imerso
não é afastar-se
mas gerar entre si
e o mundo
silêncio

entre o que pensa
e o pensado
a distância
(*vanitas*)
tem de ser criada

como não pode ser o mundo
(o pensado)
ou o que pensa
tem de ser o nada

pensar
é pensar na morte

Epitáfio

tão efêmera a consciência
da extinção
da consciência
de ser efêmero
que quase não deu tempo de doer

Nota

As passagens em itálico de "A essência da tragédia" (pp. 135-140) são de Anatol Rosenfeld, de uma antiga edição de jornal, cujo original, depois de anotadas há muitos anos, perdeu-se.

SOBRE O AUTOR

Luis Dolhnikoff (SP, 1961) é autor de *Pânico* (SP, Expressão, 1986, apresentação Paulo Leminski); *Impressões Digitais* (1990); *Microcosmo* (1991) e *Os Homens de Ferro* (1992), os três últimos pela editora Olavobrás (SP), que criou em 1989 com Marcelo Tápia, além de poemas publicados em *Atlas Almanak 88* (SP, Kraft, 1988, organização Arnaldo Antunes); *Tsé=tsé* 7/8 – número especial con 30 poetas brasileños contemporáneos (Buenos Aires, 2000); *Medusa* 10 (Curitiba, 2000); *Moradas Provisorias* – antologia de poesía brasileña contemporánea (*Hipnerotomaquia*, Cidade do México, Aldus, 2001, organização Josely V. Baptista); *Folhinha* (*FSP*, 27.7.2002); *Cult* 61 (SP, 2002); *Sibila* 3 (SP, 2002); *Revista 18* IV (SP, Centro de Cultura Judaica, 2003); *Coyote* 5 (Londrina, 2003); *Babel* 6 (Campinas, 2003); *Ciência & Cultura* 56 (SP, Imprensa Oficial, 2004); *Ratapallax* 11 (New York, 2004); *Mandorla – New writing from Américas* 8 (Illinois, Illinois State University, 2005); *Mnemozine* 3 – revista *on line* (www.cronopios.com.br/mnemozine, 2006) e nos *sites* www.sibila.com.br, www.jornaldepoesia.jor.br, www.germinaliteratura.com.br e www.bestiario.com.br/maquinadomundo. Integrou a exposição de poesia visual *A Palavra Extrapolada* (SP, SESC Pompeia, 2003, curadoria Inês Raphaelian) e a mostra *Moradas Nômades / Fímbrias*, de Francisco Faria, ao lado de Josely V. Baptista (Curitiba, Museu Oscar Niemeyer / SP, Instituto Tomie Ohtake, 2005). Traduziu Arquíloco (*Fragmentos*, SP, Expressão, 1987), Joyce (*Poemas*, SP, Olavobrás, 1992, colaboração Marcelo Tápia), Auden (*Mais!*, *FSP*, 6.7.2003), Cervantes (*Mais!*, *FSP*, 14.11.2004, colaboração Josely V. Baptista) e Yeats (*Etc*, Curitiba, 2005). Entre 1991 e 1994, co-organizou, ao lado de Haroldo de Campos, o Bloomsday de São Paulo. Como crítico literário, colaborou a partir de 1997 com os jornais *O Estado de S. Paulo*, *A Notícia*, *Diário Catarinense*, *Gazeta do Povo* e *Clarín*, além das revistas *Sibila* e *Babel*. Recebeu, em 2005, uma Bolsa Vitae de Artes para desenvolver estudo crítico sobre a obra de Pedro Xisto. Entre 2003 e 2008, foi colaborador de política internacional da *Revista 18*, do Centro de Cultura Judaica de São Paulo.

Título	*Lodo*
Autor	Luis Dolhnikoff
Editor	Plinio Martins Filho
Produção editorial	Aline Sato
Capa	Tomás Martins
Editoração eletrônica	Aline Sato
Formato	18 x 27 cm
Tipologia	Bodoni Book
Papel de miolo	Pólen Soft 80 g/m²
Número de páginas	144
Impressão do miolo	Fast Print
Impressão da capa	Nova Impress
Acabamento	Kadochi